MANUAL DE URGENCIAS OBSTÉTRICAS

Autores: Raquel Jiménez Velázquez (directora)

Cristina Giménez Velázquez

Isabel Castaño Ruiz

ISBN-13: 978-1537349299

ISBN-10: 1537349295

Editorial: Amazon

Createspace

INDICE

SECCIÓN I- URGENCIAS PRIMER TRIMESTRE

1.- Metrorragia del primer trismestre..7

    1.1- Aborto...7

    1.2- Embarazo ectópico... 10

    1.3- Enfermedad trofoblástica gestacional..16

2.- Hiperemesis gravídica..18

SECCIÓN II- URGENCIAS SEGUNDO Y TERCER TRIMESTRE

1.- Metrorragia del segundo y tercer trimestre..21

    1.1- Placenta previa..23

    1.2- Desprendimiento de placenta normalmente inserta......................26

2.- Rotura uterina..28

3.- Rotura de vasa previa..29

4.- Rotura prematura de membranas..29

5.- Amenaza de parto pretérmino..32

6.- Hipertensión arterial..33

7.- Muerte fetal anteparto..40

SECCIÓN III- URGENCIAS MÉDICAS

1.- Dolor abdominal agudo..42

2.- Colestasis intrahepática..43

3.- Infección urinaria..45

4.- Tromboembolismo pulmonar..48

5.- Crisis asmática...49

6.-
Dermopatías..50

7.- Infecciones y gestación..51

8.- Diabetes y gestación..53

SECCIÓN IV- URGENCIAS INTRAPARTO

1.- Distocia de hombros...55

2.- Vuelta de cordón umbilical...58

3.- Prolapso de cordón umbilical...59

4.- Parto vaginal en presentación podálica.......................................60

SECCIÓN V- URGENCIAS POSTPARTO

1.- Hemorragia postparto...64

2.- Fiebre puerperal...69

URGENCIAS OBSTÉTRICAS

Este manual está orientado fundamentalmente a residentes de ginecología y obstetricia además de profesionales de medicina de familia para proporcionar las herramientas básicas necesarias para el diagnóstico y tratamiento de las patologías más frecuentes durante la gestación que pueden ocasionar una morbi-mortalidad materna y fetal.

SECCIÓN I

URGENCIAS DEL PRIMER TRIMESTRE

1.- METRORRAGIA DEL PRIMER TRIMESTRE

Se define como el sangrado vaginal en las doce primeras semanas de gestación.

Las principales causas de sangrado durante el primer trimestre pueden clasificarse en:

1.1- ABORTO

Definido como la expulsión o extracción de un embrión de menor de 500 gramos de peso (correspondiente a unas 22 semanas de gestación) o de otro producto gestacional de cualquier peso o edad gestacional, no viable (SEGO).

El aborto se clasifica en aborto precoz cuando ocurre antes de la semana 12 de gestación y aborto tardía, cuando ocurre a las 12 o más semanas de gestación.

La etiología del aborto espontáneo puede clasificarse en:

-Factores ovulares: es la causa más frecuente, siendo las más comunes alteraciones cromosómicas como trisomias (cromosomas 16,22,21,13 y 18), monosomía X (Síndrome de Turner), triploidias y tetraploidias

-Factores maternos: principalmente aumenta con la edad y con el número de embarazos. Otros factores pueden ser infecciones TORCH, enfermedades crónicas maternas, endocrinopatías, desnutrición grave y consumo de alcohol y tabaco.

-Factores inmunológicos: anticuerpo antifosfolipidicos, anticoagulante lúpico y anticuerpo anticardiolipina.

- Factor uterino como presencia de miomas, malformaciones uterinas o síndrome de Asherman postlegrado

-Incompetencia cervical: es la causa más frecuente en abortos tardíos

Clínica

La sintomatología más frecuente es el sangrado vaginal y el dolor en hipogastrio. Existen diferentes formas clínicas:

- ❖ Amenaza de aborto: sangrado escaso procedente de cavidad uterina normalmente acompañado de dolor leve e incluso ausente, frecuentemente intermitente. A la exploración mediante especulo se observa OCE cerrado y con ecografía se confirma la viabilidad embrionaria con actividad cardíaca presente.

> SANGRADO ESCASO + OCE CERRADO + VIABILIDAD EMBRIONARIA

- ❖ Aborto en curso, inevitable o inminente: sangrado más abundante y de color rojo vivo, acompañado de dolor en hipogastrio intenso. A la exploración mediante espéculo se observa OCE abierto, y puede visualizarse restos ovulares asomando por orificio cervical o en vaginal.

> SANGRADO ABUNDANTE + OCE ABIRTO + NO VIABILIDAD EMBRIONARIA

- ❖ Aborto incompleto: expulsión parcial de restos ovulares. A la exploración mediante especulo se observa OCE entreabierto y mediante ecografía restos intracavitarios. Se considera que la cavidad uterina no está vacía si el grosor endometrial mediante ecografía trasvaginal es mayor o igual a 15 mm.

- ❖ Aborto completo: se produce la expulsión total del tejido embrionario. Mediante ecografía se confirma grosor endometrial menor de 15 mm.

- ❖ Aborto diferido: muerte intraútero del embrión o feto antes de las 22 semanas de la gestación. Puede clasificarse en gestación diferida cuando existe vesícula y embrión sin actividad cardíaca presente y gestación anembrionaria o huevo huero cuando se identifica saco intraútero de 20 mm sin estructuras embrionarias.
- ❖ Aborto séptico: la madre refiere escalofríos, fiebre, mal estado general, dolor abdominal y sangrado vaginal maloliente. A la exploración mediante especulo se observa OCE dilatado, sangrado o leucorrea maloliente. Además aparecerán datos analíticos como leucocitosis, elevación de la PCR o Procalcitonina que apoyarán nuestro diagnóstico clínico.

Diagnóstico:

- Anamesis: estimación de probable fecha de ultima regla (FUR), conocimiento de fórmula menstrual, relación del sangrado con coito, antecedentes de abortos previos, enfermedades crónicas, autoinmunes o endocrinopatías.
- Exploración: exploración ginecológica mediante espéculo para comprobar que el sangrado procede de la cavidad uterina y descartar origen del cuello del útero. Características del sangado, presencia de sangrado activo, permeabilidad del orificio cervical externo y si se visualizan restos ovulares.
- Exploración bimanual: constatar el tamaño uterino, dilatación cervical e identificación de masas anexiales
- Exploración ecográfica transvaginal: constatar gestación intraútero, viabilidad embrionaria, o presencia de restos en cavidad.
- Analítica: petición de B-HCG si no es posible establecer con seguridad la localización de la gestación mediante ecografía. En una gestación viable los valores se duplican a las 48h, si el

incremento es menor debe sospecharse una gestación ectópica y si los valores disminuyen a las 48h, la gestación no será viable.

Manejo

En el caso de aborto incompleto o gestación diferida ofreceremos a la paciente el tratamiento médico con misoprostol y el legrado quirúrgico informando de los efectos secundarios de ambos tratamientos. La paciente podrá elegir entre ambos.

El tratamiento médico consiste en administrar vía vaginal Misoprostol 800 microgramos vía vaginal pudiendo administrar otro ciclo a las 24h si no evacúa restos. Si tras los dos ciclos, no se consigue el vaciamiento de la cavidad uterina, optaremos por el legrado quirúrgico.

Si aparece fiebre >39 °C en las primeras 72 horas tras la evacuación debe sospecharse la posibilidad de aborto séptico. El tratamiento incluye la extracción de los restos abortivos retenidos, si fuese necesario, y antibióticos de amplio espectro.

1.2- EMBARAZO ECTÓPICO

Se define como la implantación del ovocito fecundado fuera de la cavidad uterina. El 95% son tubáricos (80% ampular), otras localizaciones más raras son el ovario, cérvix y abdominal.

Cuando coincide con una gestación intrauterina se define como gestación heterotópica, produciéndose en 1-2/10.000 embarazos espontáneos.

FACTOR DE RIESGO	OR
Antecedente cirugía tubárica	21(9,3-47)
Antecedente de gestación ectópica	8.3(6-11,5)
Exposición a dietlestilbestrol en	5.6(2,4-13)

útero	
Historia de enfermedad pélvica inflamatoria	2.5(2,1-3)
Historia de infertilidad	5(1,1-28)
Ligadura tubárica	9.3(4,9-18)
Uso actual de DIU	5(1,1-28)

Otros factores de riesgo: infertilidad previa, endometriosis, abortos previos, cirugía abdominal, anticonceptivos orales (con gestágenos), técnicas de reproducción asistida, edad mayor de 40 años, tabaquismo actual o previo, más de una pareja sexual, utilización DIU previo etc.

Clínica

Se sospechará gestación ectópica en mujeres con test de gestación positivo, y la triada clásica de amenorrea + dolor abdominal + sangrado vaginal. La paciente puede estar desde asintomática hasta shock. . Esta triada clásica de signos se presenta únicamente en el 50% de las pacientes.

Diagnóstico

- Exploración física donde podemos encontrar un anejo engrosado y doloroso, dolor en fondo de saco de Douglas, blumberg positivo o signos de irritación peritoneal.
- Determinación de la fracción beta de gonadotrofina corionica humana (B-GCH)
- Ecografía transvaginal: Son signos ecográficos de sospecha:
  - Presencia de útero vacio, especialmente si el endometrio está engrosado
  - Presencia de pseudosaco intraútero
  - Signo de doble halo en la trompa

-Visualización de saco gestacional extrauterino con vesícula e incluso embrión. Este es el único diagnóstico de certeza.

-Doppler color positivo en los dos casos anteriores

-Liquido aumentado en Douglas.

- Laparoscopia diagnóstico terapéutica

Si no se localiza gestación mediante ecografía, debe realizarse determinación serida de la B-HCG. La sospecha de embarazo ectópico debe ser alta cuando por ecografía se objetiva un útero vacío y niveles de β-hCG >1800 mUI/mL.

Los valores de B.HCG en las gestacions ectópicas suelen ser menores que en las gestaciones intrauterinas. En una gestación normal, los valores se duplican cada 48h en el primer trimestre. Una elevación menor del 66% hace probable el diagnostico de gestación extrauterina.

Manejo:

- Si sospecha no confirmada, paciente asintomática y estable, se puede dar el alta. Deberá volver a las 48h para repetir ecografía transvaginal y nueva determinación sérica de B-HCG. Se alertará a las pacientes de los síntomas de rotura.

- Si existe confirmación de gestación ectópica y la paciente está sintomática, se procederá al ingreso. Se pedirá analítica completa, hemograma y hematocrito para seguimiento, grupo sanguíneo y Rh en caso de no conocerlo y ser realizará seguimiento de valores séricos de B-HCG. Se mantendrá actitud expectante, sueroterapia y analgesia si es necesario. Si la paciente es Rh negativo: Profilaxis anti-D 50 µgrs (en gestaciones > 8 semanas)

- Si estable: TRATAMIENTO MÉDICO, valorando administración de Metotrexato (antagonista del acido fólico) a dosis única intramuscular de 1mg/kg (50mg/m2). El objetivo del tratamiento médico es conservar la trompa funcionante y evitar tratamiento quirúrgico

Los criterios de inclusión y exclusión del manejo médico de la gestación ectópica son (SEGO):

CRITERIOS DE INCLUSION	CRITERIOS EXCLUSIÓN
Mujer sana hemodinamicamente estable y con garantia de cumplir tratamiento	Enfermedad grave previa especialmente hepática o/y renal
No signos de rotura	Anormalidad del hemograma. Valores analíticos excluyentes son: leucocitos < 2.000/mm3, plaquetas >100.000/mm3, GOT/GPT >30U/l y creatinina>1.5 mg/dl
Diámetro máximo del huevo no superior a 4cmB-HCG inferior a 5.000-10.000	Contraindicación de metrotexate
Presencia de latido cardiaco o de liquido libre en pelvis no contraindican, pero si que la hace menos aconsejable	En tratamiento con AINES o diuréticos
Consentimiento informado	Paciente de difícil control posterior
Evitar embarazo en los 3 meses siguientes al tratamiento para evitar efectos teratógenos.	Ectópico heterotopico

Tipos de manejo con tratamiento médico:

- ❖ Metotrexato intramuscular dosis única: 50 mg/m2 de superficie corporal. Si no descenso de los valores de B-HCG en al menos un 15% entre los valores en el 4º y el 7º día, se puede repetir nueva dosis.
- ❖ Metotrexato intramuscular dosis múltiples: 1 mg/kg de peso en los días 1,3,5 y 7 con 4 dosis de acido folínico intramuscular (0.1mg/Kg) los días 2,4,6 y 8. El tratamiento se interrumpe cuando se observa disminución de los valores dos días consecutivos o

después de 4 dosis. Esta pauta parece ser más efectiva pero con mayor efectos secundarios.

❖ Metotrexate intrasacular: inyección directa de 10 mg eco guiado o vía laparoscópica. Escasamente utilizada.

Los efectos secundarios más frecuentes son:

1.- Dolor abdominal: llamado también "dolor de resolución", es el más frecuente. Se trata de un dolor súbito que aparece los primeros días tras la administración y suele controlarse con analgésicos habituales. Hay que hacer diagnóstico diferencial con la rotura tubárica y la hemorragia intraabdominal.

2.- Dispepsia

3.- Nauseas, vómitos, diarrea, estomatitis

4.- Otros más raros como aplasia medular, afectación hepática o ranal, alopecia y fotosensibilidad.

MANEJO TERAPEÚTICO: previo hemograma completo, peso, talla y calculo de de superficie corporal.

DÍA 0	Administración intramuscular 50mg/m2 en región glútea. Formula Mosteller: (peso en KG x talla en cm/3600) x 0.5. Dosis habitual entre 50-90 mgr.
DÍA 4*	Control B-HCG + anamnesis + ecografía transvaginal
DÍA 7*	Hemograma+anamnesis+ecografía
DÍA 14	Control B-HCG+anamnesis+ ecografía
DÍA 21,28 y 35	Control B-HCG hasta valores inferiores a 10-20mUI/ml

*Si las cifras de B-HCG no bajan al menos un 15% de la cifra basal en los días 4 y 7, se deberá repetir dosis de Metotrexato en glúteo contrario. En este caso las pacientes serán citadas en los días 11 y 14. Si no existe respuesta tras la segunda dosis se deberá tratar quirúrgicamente.

· Si descompensación hemodinámica, líquido libre intraabdominal (ecografía), signos de shock, masa anexial de gran tamaño o niveles de B-HCG altos deben ser sometidas a manejo quirúrgico. Valorar entre cirgugía laparotómica o laparoscópica urgente.

La cirugía puede ser:

CONSERVADORA	Salpingostomía
RADICAL	Salpinguectomía
	Anexectomía

1.3- ENFERMEDAD TROFOBLÁSTICA GESTACIONAL (ETG)

Se define como conjunto de procesos benignos y malignos, derivados de una proliferación anormal del trofoblasto placentario humano y del genoma de origen paterno. La contribución materna es excepcional.

La OMS la clasifica en:

- ❖ Mola hidatiforme:
    - -Completa o embarazo molar: En el 95% de los casos muestra un cariotipo 46xx
    - -Parcial o incompleta: Generalmente triploide (69XXY, 69XYY)
- ❖ Mola invasora (Corioadenoma destruens).
- ❖ Coriocarcinoma.
- ❖ Tumor trofoblástico del sitio placentario.
- ❖ Lesiones trofoblásticas diversas:
    - -Lecho placentario exagerado.
    - -Nódulo del lecho placentario.
- ❖ Lesiones trofoblásticas no clasificadas.

Clínica

- Metrorragia en el primer trimestre, e incluso primera mitad de la gestación. Al inicio es un sangrado escaso e irregular pero con el tiempo torna abundante y de color rojo, puediendo incluso anemizar a la paciente.
- Ligero dolor en hipogastrio
- Tamaño uterino mayor al correspondiente a la edad gestacional.
- Hiperémesis gravídica de unicio precoz y muy severa
- Preeclampsia precoz, hipertiroidiismmo.
- Expulsión de vesículas. Es patognomónico pero raro

Diagnóstico

- Exploración física mediante palpación uterina y colocación de especulo, petición de analítica completa, grupo, Rh junto con nivel de B-HCG que serán compatibles con mola si >100.000 UI/ml.
- Exploración ecográfica donde aparecerá trofoblasto con vesículas (imagen nevada o en panal de abejas), ausencia de latido fetal, quistes luteínicos ovarios y mediante la utilización de doppler se podrá detectar si existe invasión de miometrio.
- Radiografía pulmonar para descartar extensión pulmonar

La enfermedad trofoblástica gestacional se clasifica en bajo o alto riesgo y en función de ello el manejo por parte del profesional será diferente.

ETG	BAJO RIESGO	ALTO RIESGO
B-HCG	<100.000 UI/ml	>100.000 UI/ml
Volumen uterino	≤ amenorrea	>amenorrea
Quistes ováricos	<6 cm	6 cm
Factores asociados	<40 años	40años,ETGprevia,Toxemia,Coagulopatía Grupo sanguíneo B/AB

Manejo:

TRATAMIENTO	BAJO RIESGO	ALTO RIESGO
Deseo genésico	*Evacuación uterina ACO 6 meses	*Evacuación uterina QT profiláctica si mola

		completa	
No deseo genésico	Histerectomía	Histerectomía + QT (mola completa)	

* En caso de evacuación uterina se realizará preferentemente por aspiración. Sera necesaria la utilización de ergóticos durante la intervención y sueros con oxitocina las primeras 24h. Se realizará medición de niveles de B-HCG a las 48 h para confirmar descenso de los mismos y ecografía para objetivar vacuidad uterina.

2.-HIPEREMESIS GRAVIDICA

Se caracteriza por vómitos incoercibles, en ausencia de causa orgánica, que produce pérdida de peso, alteraciones metabólicas, deshidratación, taquicardia, hipotensión, oliguria e incluso ocasionalmente ictericia.

Su etiología es desconocida aunque suele atribuirse al aumento de niveles de B-HCG y estrógenos, factores psicológicos y factores familiares.

Diagnóstico

El diagnóstico es básicamente clínico y muchas veces es un diagnóstico de exclusión

- Anamesis preguntando frecuencia e intensidad de nauseas y vómitos, tolerancia a ingesta, valoración de la perdida ponderal, ausencia de fiebre, dolor abdominal, cefalea, alteraciones neurológicas
- Analítica completa: Si los vómitos son mayores a 4-5 diarios habrá que realizar analítica completa con perfil hepático.
- Ecografía transvaginal : descartar mediante ecografía la presencia de gestación gemelar o enfermedad trofoblástica gestacional

Manejo:

TTO AMBULATORIO	TTO HOSPITALARIO
Hidratación oral	Temperatura y tensión arterial/24h
Antieméticos via oral/rectal: doxilamina/Piridoxina 1 comprimido/8h, metoclopramida 10 mg/8h, ondansetron 4-8mg/8h	Peso y balance de liquidos
	Ionograma c/24h
	Dieta absoluta 24-48h
	Sueroterapia alterna
	Reposición electrólitos si precisa
	Medicación intravenosa

SECCIÓN II

URGENCIAS DEL SEGUNDO Y TERCER TRIMESTRE

1.- METRORRAGIA DEL SEGUNDO Y TERCER TRIMESTRE

1.1.- PLACENTA PREVIA (PP)

El término de placenta previa se refiere al hecho de que la placenta cubre el orificio cervical interno (OCI) o se encuentra inserta en el segmento inferior del útero. Es catalogada en cuatro tipos:

- ❖ Placenta previa completa: la placenta cubre completamente el OCI.
- ❖ Placenta previa parcial: la placenta cubre parcialmente el OCI
- ❖ Placenta previa marginal: la placenta esta cercana al OCI, pero no lo cubre.
- ❖ Placenta inserción baja: se extiende en el segmento uterino pero no sobre el OCI

Clínica

- Sangrado vaginal de diferente cuantía y de color rojo. No aparece dolor. En algunas mujeres aparece dolor pero es secundario al inicio de la dinámica uterina.

Diagnóstico

- Exploración con espéculo: sangre a través del orificio cervical externo (OCE). Ausencia de otras lesiones responsables de la hemorragia. No debe realizarse tacto vaginal ni rectal por el riesgo de producir grandes hemorragias.
- Ecografía vaginal: permite establecer el diagnóstico de seguridad y el tipo de placenta previa. Además nos servirá para medir la longitud cervical.
- Registro cardiotocográfico para valorar el bienestar fetal y la presencia de dinámica uterina

La placenta previa presenta alta tasa de mortalidad perinatal y está relacionada fundamentalmente con el parto pretérmino. Si la situación hemodinámica de la paciente y feto lo permite, el manejo debe ser conservador para intentar llegar a un parto lo más cercano a término. El objetivo es prolongar la gestación hasta las 34+6 semanas de gestación que es cuando se establece la maduración pulmonar fetal.

Manejo:

La cesárea deberá ser electiva ya que la cesárea de emergencia incrementa el riesgo de sangrado en 50%.

En gestantes con placenta marginal si la distancia desde el OCI a la placenta es mayor de 2 cm en la última evaluación ecográfica se puede llevar al parto vaginal de manera segura

Las medidas generales en el manejo de la placenta previa son: hospitalización, reposo absoluto, control analítico y tiempos de coagulación, valoración de la cantidad de sangrado, control constantes vitales y reserva de sangre.

En función del sangrado, repercusión hemodinámica y edad gestacional el manejo será diferente:

- HEMORRAGIA GRAVE: Cesárea urgente.
- HEMORRAGIA MODERADA: en este caso se valora la edad gestacional
  - <34+6 semanas : tratamiento conservador, mantener hematocrito >30% , tratamiento tocolítico si es necesario y maduración fetal con corticoides. Una vez alcanzada la maduración pulmonar y en función de la posición fetal y el tipo de placenta previa se realizará cesárea programada o parto vaginal.
  - >34+6 semanas: si la paciente no tiene dinámica uterina, se programará cesárea. Si el paciente tiene dinámica uterina o ha

iniciado trabajo de parto la actitud será activa permitiendo un parto vaginal si la placente previa es marginal y feto en cefálica o realizando una cesárea urgente si podálica o placenta previa oclusiva.

1.2.-DESPRENDIMIENTO PREMATURO DE PLACENTA NORMOINSERTA (DPPNI)

Se define desprendimiento prematuro de la placenta normoinserta o abruptio placentae a la separación parcial o total de ésta de su inserción al uterio, previa al nacimiento y después de la semana 22-24.

Es una situación extremadamente grave y conlleva un aumento de incidencia de coagulación intravascular, fallo renal, necesidad de transfusiones e histerectomía.

Existen factores predisponentes como: episodio previo, trastornos hipertensiovos, edad materna avanzada, multiparidad, rotura prematura de membranas, polihidramnios, enfermedad vascular, tumores uterinos, tabaquismo, consumo de alcohol y drogas, trauma abdominal, trombofilias, versión cefálica externa, etc...

Clínicamente se clasifica en tres grados:

- ❖ Grado 0: asintomático. El diagnóstico se realiza a posteriori y por anatomía patológica.
- ❖ Grado I: leve. Aparece sangrado vaginal leve o incluso ausente, ligera sensibilidad uterina, constantes maternas normales. No alteraciones fetales.
- ❖ Grado II: moderado. Aparece sangrado vaginal moderado o ausente, sensibilidad uterina moderada o grave con posibles contracciones uterinas tetánicas debido a la hipertonía uterina, taquicardia materna, alteraciones en la presión arterial y acompañado de sufrimiento fetal.

❖ Grado III: grave. Aparece sangrado vaginal abundante o también ausente (hemorragia oculta), útero hipertónico, tetánico, muy doloroso, shock hipovolémico, hipofrinogemia < 150 mg/dl, coagulopatía y muerte fetal.

Clínica

La tríada clásica:

HEMORRAGIA + DOLOR + HIPERTONÍA

- Sangrado vaginal aparece en el 80% de los casos, generalmente es de color oscuro. La cantidad del sangrado no tiene relación con la trascendencia de la hemorragia y extensión del desprendimiento. En el 20% de los casos cursa con hemorragia oculta (coágulo retroplacentario)
- Dolor abdominal aparece en el 65% de los casos. Aparece como un dolor punzante de inicio brusco y evolución variable. En función de la gravedad del cuadro puede aparecer como un dolor intermitente difícil de diferenciar de dinámica uterina en los casos leves, hasta un dolor agudo y muy intenso, sordo y localizado en el hipogastrio y zona lumbosacra en los casos más graves.
- Hipertonía uterina aparece en un 50 % de los casos. En los casos más graves el útero se pone leñoso y dificulta la auscultación de la frecuencia cardíaca feta
- Hipoxia fetal, según el área de desprendimiento, puede llegar a la muerte fetal.

Diagnóstico

El diagnóstico es prácticamente clínico y la ecografía tiene poca relevancia. La no visualización de desprendimiento placentario no descarta la entidad si existe sospecha clínica.

Manejo:

El manejo del *abruptio placentae* depende de la presentación del cuadro clínico, de la edad gestacional y del grado del compromiso materno fetal

CLASIFICACIÓN DEL DPPNI					
GRADO	METRORRAGIA	TONO	SHOCK MATERNO	COAGULOATÍA	P.B.F
0	No	Normal	No	No	No
I	No o leve	Normal	No	No	Raro/Leve
II	Intensa	Hipertono	Ligero	Coagulopatía compensada	Grave
III	Más intensa	Tetania	Grave	3A no CID 3B si CID	Muerte fetal

Con feto vivo, debe realizarse cesárea urgente. Con feto muerto se intentará un parto vaginal que no se recomienda prolongar más de 5-6h, recurriendo a cesárea si no evoluciona o el estado general materno se deteriora.

Si el desprendimiento es leve y no existe compromiso fetal ni materno, y el feto es pretérmino se puede optar por un tratamiento conservador con el objetivo de alcanzar la madurez pulmonar fetal. Si se presentara dinámica uterina podrían utilizarse tocolíticos y no olvidar la maduración pulmonar.

DIAGNÓSTICO DIFERENCIAL ENTRE PP Y DPPNI		
SINTOMAS/SIGNOS	PP	DPPNI
INICIO	Lento	Brusco
HEMORRAGIA	Abundante, roja	Escasa, oscura
DOLOR	no	Si
TONO	Normal	hipertono
MONITORIZACION	Normal	Sufrimiento fetal

FETAL		
TOXEMIA	Rara	Frecuente
CONTRACCIÓN	Aumento de sangrado	Disminuye sangrado

2.- ROTURA UTERINA

Se define como una solución de continuidad patológica de la pared uterina, situada con mayor frecuencia en el segmento inferior.

La rotura uterina se clasifica en:

- ❖ Completa: es rara, existe comunicación entre cavidad uterina y cavidad peritoneal. Graves repercusiones materno fetales.
- ❖ Incompleta: no existe comunicación entre cavidad peritoneal y uterina, las membranas suelen estar integras. Poca repercusión fetal y materna.

Clínica

- Dolor en el segmento uterino que aumenta con la palpación y que persiste en los períodos de no contracción.
- Aumento de la dinámica uterina, llegando incluso a la contracción tetánica.
- Hemorragia vaginal en grado variable. Puede ser prácticamente inexistente.
- Signos de hipovolemia y shock, dependiendo del sangrado interno. El estado de la paciente se deteriora progresivamente con signos de anemia aguda.
- Pérdida del bienestar fetal. Es uno de los síntomas más constantes

- Palpación de partes fetales a través de la pared abdominal, por expulsión total o parcial del útero. En general, en esta situación el feto ya está muerto.

Manejo:

- Extracción fetal
- Reparación quirúrgica. En casos extremos podría practicarse una histerectomía.
- Prevención y tratamiento del shock asociado.
    - -Sueroterapia.
    - -Expansores de volumen plasmático.
    - -Transfusión sanguínea.
    - -Perfusión de antibioterapia.
- Revisión de estructuras adyacentes.

3.- ROTURA VASA PREVIA

Se produce cuando el cordón umbilical tiene una inserción velamentosa y los vasos fetales discurren durante un trayecto más o menos largo a través de las membranas totalmente desprotegidos al carecer de la gelatina de Wharton, lo que los hace especialmente vulnerables a la rotura o a los desgarros cuando se sitúan a nivel del orificio cervical interno por debajo de la presentación fetal. La lesión puede producirse durante el embarazo aunque lo más frecuente es que sea en el momento de la amniorrexis espontánea o artificial.

Clínica

Normalmente el diagnóstico se produce en el momento de la rotura de membranas. Excepcionalmente podría diagnosticarse mediante exploración física o ecográfica.

Manejo

Confirmada la vasa previa, debe realizarse una cesárea urgente. En caso de
muerte fetal se podrá valorara parto vaginal.

4.-ROTURA PREMATURA DE MEMBRANAS

Pérdida de líquido amniótico por la vagina antes del inicio del parto.
Confirmación de la rotura de membranas:
- Vision directa
- Especulo y valsalva
-
- Ph vaginal: alcalino (verde).
- Detección de IGFBP-1 o PAMG-1 en vagina.
- ECO: ILA disminuido (normal entre 5-22).

Si se confirma, se deber realizar registrocardiotocográfico e ingreso de la paciente. Debe realizarse analítica completa para descartar la presencia de coriamnionitis.
Los criterios de corioamnionitis son los siguientes.

FIEBRE > 37´8ºC (descartando foco extrauterino) + dos de los siguientes:
· Taquicardia materna.
· Taquicardia fetal.
· Dolor abdominal o secreción cervical purulenta.
· PCR > 3.
· Leucocitosis > 15000.
· Amniocentesis: gram, cultivo, glucosa <14 mg/dL.
· Dolor a la movilización uterina (no criterio dx).

Manejo

Si INFECCION +

· Finalizar gestación bajo cobertura antibiótica: Clindamicina 2700gr. iv + Gentamicina 5mg/kg iv, todo en 250cc de suero fisiológico a pasar en 60 min. en una dosis diaria.

Si INFECCION -

El manejo se realizará en función de la edad gestacional:

Si edad gestacional > 34+6s:

-Hemograma, coagulación, grupo y Rh en urgencias.

- Se procederá a la inducción del parto y se iniciará antibioterapia a las 18h de la rotura. Si cultivo + o desconocido en gestante pretérmino (<37 semanas): Penicilina G 5000000 UI iv cuando se inicie parto y , luego 2500000 UI iv. /4h hasta fin de parto.
  · Alergia a PENICILINA: Eritro 250mg/6h iv 24h seguido de 500mg/6h 6dias.
  · Alergia a PENICILINA y ERITROMICINA: Clindamicina 900mg/8h iv. 5-7días.
- Control de constantes por turnos.
- RCTG /12h.
- Avisar medico guardia si aumenta dinámica uterina.

Si edad gestacional 32 -34s<:

- Hemograma, coagulación, PCR, grupo y Rh en urgencias. Peticion de exudado vaginal y rectal.
- Reposo absoluto.
- Antibioterapia con Ampicilina 2g c/6h y Gentamicina 240 mg c/24h durante 5 días ampliando o no en función de resultados de exudados.
- Corticoides: Celestote cronodose 12mg 1vial/12h 2 dosis.
- Control de constantes por turnos.
- RCTG diario.
- Pedir ECO para ILA y EG.
- Realizar cultivos vagino-rectales.
- Valorar inducción a partir de las 34 semanas de gestación y tras maduración pulmonar

- Si APP: Atosiban según protocolo 24-48h hasta corticoterapia efectiva.
- Avisar medico guardia si aumenta dinámica uterina.

Si edad gestacional 24 - 32s:

-Hemograma, coagulación, PCR, grupo y Rh en urgencias.
- Reposo absoluto.
- Antibioterapia: Ampicilina 2gr/6h + Gentamicina 240 mg c/24h
- Corticoides: Betametasona 12mg 1vial/24h 2 dosis.
- Control de constantes por turnos.
- RCTG diario.
- Analitica /48h, Perfil biofísico /72h, ILA /4d.
- Pedir ECO para ILA y EG.
- Realizar cultivos vagino-rectales.
- Valorar inducción a partir de las 34 semanas de gestación y tras maduración pulmonar
- Si APP: Atosiban según protocolo.
- Avisar medico guardia si aumenta dinámica uterina.

Si edad gestacional < 24s : Avisar equipo de guardia para valorar límite de la viabilidad fetal

5.-AMENAZA DE PARTO PRETÉRMINO

Sensación de dinámica uterina con edad gestacional entre 23 y 37 semanas y con modificación de la longitud cervical.

Dinámica uterina se define como la presencia de 4 o más contracciones dolorosas y palpables de al menos 30 segundos de duración en 20 minutos de monitorización. La modificación de la longitud cervical se valora mediante ecografía transvaginal considerándose acortado valores iguales o inferiores a 20 mm, o modificaciones en el test de Bishop (borramiento ≥75% y dilatación ≥ 2cm)

Si la edad gestacional es de 34+6 semanas no está indicada la tocolisis. Si la edad de gestación es menor se iniciará protocolo tocolítico con Atosiban IV.

Además se tomarán las siguientes medidas:

1. Reposo absoluto.
2. Sueroterapia si evidencia de deshidratación.
3. Tratamiento de la infección urinaria si se confirma esta.
4. Realizar cultivos vagino-rectales y tratamiento si positivo.
5. Corticoterapia para maduración pulmonar fetal. Betametasona im 12 mg, repetir dosis a las 12-24 h. Administrar siempre que esté indicada la tocolisis, excepto si parto inminente.
6. Ecografía cada 3 días con longitud cervical.

	DU -	DU +
LC >20 mm	ALTA	Ingreso/Observación Hidratación. LC al alta SI INICIA DU: Tocolisis
LC <20 mm	INGRESO RCTG	TOCOLISIS

> Control LC

6.-HIPERTENSIÓN ARTERIAL

Se define hipertensión arterial cuando TAS ≥140 mmHg o TAD ≥90 mmHg, en dos tomas separadas 6 horas después de 10 minutos de reposo con la gestante sentada y el brazo a la altura del corazón. En la primera vivista se ha de valorar la PA en los dos brazos y considerar a efectos clínicos la peor.

Para evitar sobrevalorar la PA, se hará servir un manguito de al menos 1.5 veces el diámetro del brazo

Además se define proteinuria como la presencia >300 mg (0.3 g) de proteínas en orina de 24 horas en ausencia de infección de orina.

CATEGORÍAS DE HIPERTENSIÓN DURANTE EL EMBARAZO:

0.- Hipertensión crónica: HTA que está presente antes de la gestación o que se diagnostica antes de la semana 20 de gestación. Puede ser primaria (esencial) o secundaria.

1.- Hipertensión inducida por la gestación: HTA que aparece después de las 20 semanas de gestación. Se subdivide en:

A.-Hipertensión gestacional (HG):proteinúria negativa y estudio Doppler uterino normal. Este grupo de reclasificará pasadas las 12 primeras sema nas postparto en hipertensión transitoria, si se normaliza la PA, o en hipertensión crónicacuando ésta no se normaliza.

B.-Preeclampsia (PE): proteinúria positiva o estudio Doppler uterino patológico.

2.- PE sobreañadida a hipertensión crónica: empeoramiento brusco de la HTA o aparición o empeoramiento de proteinúria o aparición de signos o síntomas de afectación multiorgánica en una paciente con HTA crónica o proteinúria previa.

3.- Eclampsia:aparición de convulsiones del tipo gran mal o comano atribuibles a otras causas.

4.- Sd. de HELLP: variante de la PE grave que se diagnostica cuando aparece:

- Hemólisis: LDH > 600 UI/L
- GOT o GPT > 62 UI/L
- Plaquetas < 100.000/

CRITERIOS DE GRAVEDAD:

La aparición de uno o más de los siguientes criterios establece el diagnóstico de PE grave en cualquiera de las categorías anteriores:

-TAS ≥160 mmHg o TAD ≥110 mmHg en dos ocasiones separadas 6 horas con la paciente en reposo. Cifras de TAS >180 o TAD >120 en dos ocasiones separadas 30 minutos ya son diagnósticas de HTA severa.
-Pródromos de eclampsia presistentes: hiperreflexia con clonus o cefalea intensa o alteraciones
visuales o estupor o epigastralgia o dolor en hipocondrio derecho o náuseas o vómitos.
-Proteinúria ≥5g/orina 24 horas.
-Oligúria: ≤500 ml en 24 horas o < 90 ml/ 3h o insuficiencia renal (Creatinina sérica > 1,2 mg/dL o urea > 40 mg/dL).
-Edema de pulmón o cianosis.

-GOT o GPT > 62 UI/L.
-Trombocitopenia (<100.000 mm)
-Hemólisis (LDH > 600 UI/L)
-Alteración de las pruebas de coagulación.

Ante la presencia de una gestante con alteraciones de la tensión arterial realizaremos las siguientes peticiones para su valoración:
- Control horario de constantes: al menos tres tomas de TA en reposo separadas por un intervalo de 1 hora.
- RCTG.
- Tacto bimanual:Valoración cervical,altura uterina,metrorragia.
- Exploración general:valoración de edemas.
- Ecografía:Biometrías,ILA,valoración de la placenta.
- Analítica sanguínea completa: Hemograma, coagulación, bioquímica (GOT/AST,GPT/ALT,LDH,ácido úrico y creatinina,urea,fosfatasa alcalina).
- Analítica orina.

Manejo según gravedad del cuadro:

- ❖ TA en límites normales sin alteraciones analíticas y pruebas de control debienestar fetal en límites normales: control por tocólogo de zona.
- ❖ HTA leve (< 160/110), o alteraciones analíticas leves (proteinuria ≤ 1 gr y alteración leve de valores bioquímicos) sin sintomatología de HTA asociada, y pruebas de control de bienestar fetal en límites normales, o discordancia biométrica: control hospitalario ambulatorio en la unidad correspondiente
- ❖ HTA moderada/severa (≥ de 160/110), sin alteraciones analíticas y sin sintomatología de HTA asociada,y pruebas de control de

bienestar fetal en límites normales: Remitir para control hospitalario ambulatorio en la unidad correspondiente.

❖ HTA moderada/severa (≥ de 160/110), con alteraciones analíticas moderadas (proteinuria < 3 gr y alteración moderada de valores bioquímicos) sin sintomatología asociada: Labetalol 100 mg vo:

- Si control de TA: Remitir a control hospitalario ambulatorio.

- Si no control de TA: Ingreso de la paciente en planta para estudio de HTA y control de bienestar fetal. El manejo en este caso consistirá en controles de TA por turnos, hemograma, coagulación y bioquímica cada 24 h, proteinuria de 24 horas y pruebas de función renal. Ecografía con Doppler. Si HTA pregestacional descompensada, interconsulta a medicina interna/nefrología para valoración. RCTG/24 h.

❖ HTA moderada/severa (≥ de 160/110), con alteraciones analíticas moderadas (proteinuria < 3 gr y alteración moderada de valores bioquímicos) con sintomatología asociada, o alteraciones analíticas severas (proteinuria > 3 gr y alteración severa de valores bioquímicos): Avisar a la guardia e ingreso de la paciente en sala de observación para monitorización fetal y materna y valoración obstétrica (manejo expectante vs finalización de la gestación).

CRITERIOS DIAGNÓSTICOS DE PREECLAMPSIA GRAVE
(suficiente la presencia de uno de los siguientes criterios)

TA sistólica ≥160 mmHg y/o TA diastólica ≥110 mmHg en dos determinaciones separadas 6 horas, estando la paciente en reposo en cama.
Proteinuria ≥ 2 gramos en orina de 24 horas
Oliguria ≤ 500 ml en 24 horas
Creatinina sérica >1,2 mg/dl

Alteraciones cerebrales o visuales (hiperreflexia con clonus, cefalea severa, escotomas,visión borrosa,amaurosis)
Edema de pulmón o cianosis.
Dolor epigástrico o en hipocondrio derecho
Alteración de las pruebas funcionales hepáticas
Alteraciones hematológicas:trombocitopenia (<100.000 /mL),CID,hemólisis
Afectación placentaria con crecimiento fetal restringido

Si la gestación es >34 +6 semanas el tratamiento de elección es la finalización de la gestación pero si la edad gestacional es <34 semanas el tratamiento será lo más conservador posible debido a la inmadurez fetal.

Si está en límites normales, independientemente de valores analíticos o tensionales,y de la existencia o no de clínica de HTA asociada, avisar a la guardia e ingreso de la paciente en sala de observación para monitorización fetal y materna.

Pueden utilizarse los siguientes antihipetensivos, siendo de elección el Labetalol

FARMACOS ANTIHIPERTENSIVOS DURANTE LA GESTACIÓN	COMENTARIOS
Labetalol	Mejores resultados con administración en forma de bolos que en infusión continua. Efectos adversos: nauseas, cefalea y fatiga. En neonatos se han reportado hipotensión, hipoglicemia, hipotermia y bradicardia. Contraindicado en pacientes con asma y con falla cardiaca descompensada.
Nifedipino	Nifedipina de acción rápida: se ha descripto crisis hipertensiva difícil de controlar. No dar sublingual.
Hidralazina	Efectos adversos: taquicardia refleja,palpitaciones,hipotensión (especialmente si hay depleción de volumen), cefalea, ansiedad, temblor, vómitos, epigastralgia y retención de líquidos. No se han identificado efectos

Alfa metil dopa	teratogénicos o complicaciones neonatales severas.
Nitroglicerina	Contraindicada en encefalopatía hipertensiva ya que puede aumentar el flujo sanguíneo cerebral y la presión intracraneal. Es una buena opción de tratamiento para la HTA asociada a edema pulmonar
Nitroprusiato sodico	Debe ser usado cuando ha fracasado el esquema de primera línea. Luego de 6 horas de tratamiento pueden aparecer efectos adversos, elevada tasa de muerte fetal, cefalea, palpitaciones, sudoración, ototoxicicidad, disfunción del sistema nervioso central, inestabilidad hemodinámica y acidosis láctica.

En los casos moderados- graves es de elección iniciar tratamiento con 20 mg Labetalol iv en inyección lenta y repetir a los 10 minutos si no se controla la TA doblando la dosis (no sobrepasar los 220mg).Continuar con una perfusión continua a 100 mg/6h.Si no se controla la TA, asociar otro fármaco. Contraindicado si ICC, asma o FC < 60 lpm.

Además se realizará prevención de las convulsiones con la perfusión continua de Sulfato de Magnesio a dosis de 1-1.5g/hora iv. El objetivo es mantener unos niveles plasmáticos de magnesio entre 4.2 y 8.4 mg/dl.

Finalizaremos la gestación independientemente de la edad gestacional si:

- Trombocitopenia progresiva.

- Persistencia de HTA severa a pesar del tratamiento.

- Aparición de signos prodrómicos de eclampsia.

- Eclampsia.

- Deterioro progresivo de la función hepática, renal u oliguria persistente.

- Aparición de complicaciones maternas graves (hemorragia cerebral, edema pulmonar, desprendimiento placenta, rotura hepática).

- Cuando existan signos de riesgo de pérdida de bienestar fetal.

SITUACIÓN ESPECIAL: SINDROME DE HELLP

Se define como la alteración de enzimas hepáticas con plaquetopenia, con o sin HTA asociada .Este síndrome debe considerarse como una variante de la preeclampsia grave.

Tratamiento:

- Ingreso y estabilización de la paciente: profilaxis de convulsiones, tratamiento de la hipertensión severa, dexametasona IV 10mg/12h.Fluidoterapia con cristaloides.

-Evaluación del estado fetal:RCTG,perfil biofísico,biometrías y Doppler

- Finalización inmediata de la gestación si plaquetas < 50.000/µl además de las indicaciones en la preeclampsia grave.

- Durante el parto y el postparto: Administrar 10 concentrados de Plaquetas antes del parto cuando el recuento sea < de 40.000 en caso de cesarea o < de 20.000 en caso de parto vaginal. Transfusión de hematíes si es necesario. Se recomienda cobertura antibiótica durante minimo 48 horas.

7.- MUERTE FETAL ANTEPARTO

Se define como la no detección de latido fetal en ecografía. La paciente puede acudir a puerta de urgencias refiriendo que no nota movimientos fetales o por otra causa como dolor abdominal o sangrado. Es importante realizar una buena anamnesis al ingreso (tiempo sin percibir movimientos, sangrado, pérdida de líquido y color, dinámica uterina, fiebre...)

Manejo

-Exploración física mediante tacto vaginal (Bishop), comprobar la existencia de pérdida de líquido amniótico, descartar prolapso o procúbito de cordón, etc.

-Ecografía: confirmar el diagnóstico de muerte fetal, valorar la edad gestacional aproximada, localización de la placenta y cantidad de líquido amniótico.

-Peticiones:Hemograma,grupo sanguíneo y pruebas de coagulación (con PDF). · Serologías (toxoplasmosis,rubéola,VIH,VHB,VHC,sífilis).

- Comenzar la inducción (gel de PGE2 u oxitocina en función del Bishop).

- Analgesia /anestesia epidural si no hay contraindicación.

- En el momento del parto es fundamental la valoración clínica de la placenta y del feto (describir patología cordón,longitud,circulares,nudos verdaderos, describir anatomía fetal, grado de maceración fetal, alteraciones placentarias,infartos,desprendimientos,etc.).

- Ingreso en planta (valorar en planta aislada de otras gestantes).

- Cariotipo fetal si grado de maceración no es muy grande (piel fetal).

- Necropsia, si aceptan los padres

- Apoyo psicológico

- Programar visitas al alta.

SECCIÓN III

URGENCIAS MÉDICAS DURANTE LA GESTACION

1.- DOLOR ABDOMINAL AGUDO

PATOLOGÍA	CLÍNICA	PETICIONES	MANEJO
Degeneración miomatosa	Dolor, fiebre, irritabilidad uterina y en ocasiones amenaza de parto pretérmino.	-Ecografía	Reposo Hidratación Analgesia.
Torsión ovárica	Dolor hipogástrico intermitente, nauseas y febrícula.	Hemograma (leucocitosis) y PCR, Ecografía Doppler	Exploración quirúrgica. Anexectomía si necrosis
Reflujo gastroesfofágico	-Dolor retroesternal o epigástrico.Dolor torácico,tos,o asma.	-Suficiente con una buena Historia clínica	-Medidas posturales - Comidas ligeras y evitar los alimentos que lo favorecen -Ranitidina,150mg cada 12 ó 24 horas.
Apendicitis aguda	Dolor abdominal agudo periumbilical o en fosa iliaca derecha (FID) sin irradiación.Nauseas,vómitos y anorexia Fiebre. Blumberg + e incluso dolor al tacto rectal. Signos de irritación peritoneal	-Hemograma completo y PCR. -Ecografía abdominal	Valoración Cirujano
Colecistitis aguda	Dolor agudo de inicio en epigastrio y que irradia a hipocondrio derecho, espalda y región escapular. nauseas,vomitos, fiebre y malestar general. Signo de Murphy +. Ictericia	-Hemograma con leucocitosis con desviación izquierda. -Enzimas hepáticas elevadas, aumento de lipasa y amilasa pancreática. -Ecografía abdominal.	-Dieta absoluta -Sueroterapia -SNG -Antibioterapia profiláctica -Analgesia -Valoración Cirujano
Pancreatitis aguda	Dolor en epigastrio o hipocondrio izquierdo irradiado a espalda y acompañado de nauseas,vómitos,íleo y febrícula.	-Aumento de amilasa y lipasa pancreáticas, hipocalcemia.Elevación triglicéridos. -Ecografía abdominal	-Dieta absoluta -Sueroterapia y control de iones. -SNG -Valoración Cirujano
Obstrucción intestinal	Dolor abdominal tipo cólico.Naúseas,vómitos. Distensión abdominal. No gases ni heces. Aumento ruidos hidroaéreos.	-Hemograma e Iones -Rx abdomen	-Sueroterapia -Sondaje vesical -SNG -Valoración Cirujano

2.- COLESTASIS INTRAHEPATICA

Se trata de un cuadro de colestasis reversible específica de la gestación, que apararece en el tercer trimestre del embarazo (raramente < 26 semanas). Se resuelve espontáneamente tras el parto.

Clínica

- Prurito es el síntoma principal. Comienza en palmas y plantas y avanza hasta generalizarse. Predominio nocturno que impide descanso.
- Ictericia que aparece a las dos semanas del inicio del prurito, acompañada de coluria y acolia.
- Náuseas, vómitos, molestias en hipocondrio derecho.
- Esteatorrea por malabsorción de vitaminas liposolubles, pérdida peso (rara).

Peticiones

Analítica general donde pueden aparecer elevados los siguienes parámetros:

-BR total: >1.2 mg/dl (elevación en CIH a expensas de la fracción directa)
-Fosfatasa alcalina: >500 UI/l
-Transaminasas (GOT/GPT): >35;60 UI/l (siempre <1000UI/L) GGT >40 UI/l
-Colesterol: >300 mg (sobretodo LDL) y triglicéridos: 150 mg
-Ácidos biliares (ácido cólico y quenodesoxicólico): >10;14 micromol/l
-Tiempo de protrombina <70%

Manejo

- Informar a la paciente.

- Ácido ursodesoxicólico (AUDC) Ursochol®, Ursobilan® (600-1000 mg/24h vo; 10-16 mg/Kg/d, en dos tomas diarias)

-Antihistamínicos Dexclorfeniramina (Polaramine®): 2 mg/8-12h
.Hidroxicina (Atarax®): 25;50 mg/8h

-Soluciones tópicas:

    -Loción de calamina Pomadas de mentol 0.25%,

    -Alcanfor 0.25;0.50%

    -Diprobase® (Aceite Mineral · Alcohol Cetoestearílico · Clorocresol · bifosfato)

    -Glucocorticoides tópicos (Lexema®): sólo en zonas de prurito más intenso.

- Vitamina K (1 dosis im).

- Si esta maduro: inducción dependiendo de las condiciones obstétricas.

- Si no esta maduro, madurar con corticoides (Betametasona 12mg IM, 2 dosis).

Finalizar gestación entorno a la 37-38 semana o con anterioridad cuando la presencia de un feto maduro y la clínica no pueda controlarse con la medicación habitual.

3.- INFECCIÓN URINARIA

La infección del tracto urinario (ITU) es la complicación médica más frecuente durante el embarazo. En ocasiones puede complicarse con una pielonefritis siendo el cuadro más grave y de manejo diferente.

Entidades clínicas

1.-Bacteriuria asintomática: presencia en cultivo de orina de bacterias (>100.000 colonias/ml) sin síntomas de infección. El 25% de las bacteriurias asintomásticas no tratadas desarrollarán una pielonefritis por lo que es importante su tratamiento.

Tratamiento: Utilizar el antibiótico de espectro más reducido (fosfomicina < amoxicillina < cefuroxima <amoxicilina-clavulánico):

- Fosfomicina trometamol 3 g vo (dosis única)

- Amoxicilina500 mg/8 h vo x 4-7 dias

- Cefuroxima 250 mg/12 h vo x 4-7 días ó

- Amoxicilina-clavulánico 500 mg/8 h vo x 4-7 dias

En caso de alergia a betalactámicos:

- Fosfomicina trometamol 3 g vo (dosis única)

- Nitrofurantoína 50-100 mg/6 h vo x 4-7 días.

2.- Cistitis aguda: síndrome que se caracteriza por urgencia miccional, polaquiuria, disuria y dolor suprapúbico en ausencia de afectación sintémica (fiebre o dolor lumbar). El diagnóstico de certeza se obtendrá con la realización de un urocultivo, pero la sospecha por un labstix de orina con signos de infección (leucocitos +, nitritos +, proteínas >1+ o hematíes >1+) en una gestante, justifican su tratamiento.

Tratamiento: si tenemos antibiograma disponible, utilizar el antibiótico de menor espectro. Si no antibiograma, utilizaremos tratamiento empírico:

Primera elección: - Fosfomicina trometamol 3 g vo (dosis única)

-Cefuroxima acetilo 250mg/ 12h vía oral 7 días.

-Cefixima 400mg/ 24h vía oral 7 días.

-Amoxicilina- clavulánico 500mg/ 8h vía oral 7 días.

- Si alergia a betalactámicos: Fosfomicina trometamol 3 g vo (dosis única). De segunda elección: Nitrofurantoína 50-100 mg/6h vo x 7 días.

3.- Pielonefritis aguda: La clínica incluye fiebre alta (39-39,5 °C), nauseas, vómitos, escalofríos y dolor lumbar (uni o bilateral que se irradia por el trayecto ureteral y por los flancos hacia las fosas iliacas). Puñopercusión renal es positiva y la palpación en la fosa iliaca y en el fondo de saco vaginal del lado afectado es dolorosa. En este caso es necesario la realización de una analítica general, hemocultivos, sedimento urinario, urocultivo y ecografía renal (si episodios recurrentes, afectación estado general, cuadro clínico compatible con absceso, hematuria, no respuesta a tratamiento médico).

Tratamiento: 1ª Opción: -Ceftriaxona 1g/ 24h i.v.o i.m.14 días.

-Amoxicilina- clavulánico 1g/ 8h i.v.14 días.

-Cefuroxima acetilo 750mg/ 8h i.v.14 días.

Si alergia a beta-lactámicos: Aztreonam 1g/ 8h i.v.14 días. Fosfomicina - trometamol 100mg/ kg/ día i.v 14 días. Gentamicina o Tobramicina 3mg/ kg/ día i.v.o i.m.14 días.

Duración del tratamiento parenteral hasta 48-72 h afebril. Posteriormente podrá pasar a terapia vía oral, que se mantendrá hasta completar 14 días de tratamiento. Si se dispone de antibiograma, pasar al antibiótico de menor espectro: amoxicilina, después cefuroxima.....etc. Si NO se dispone de antibiograma, iniciar tratamiento empírico con cefuroxima 250 mg/12 h vo hasta cumplir 14 días de tratamiento.

Es muy importante mantener una buena ingesta de líquidos (3litros/día) y de pautar un buen analgésico y antitérmico en caso de presentar la paciente fiebre.

4.- TROMBOEMBOLISMO PULMONAR

Durante la gestación existe un estado de hipercoagulabilidad que predispone al desarrollo de tromboembolismo pulmonar (TEP).

La forma de presentación es inespecífica cursando frecuente la disnea y taquipnea. Solo en un 50% de las ocasiones aparecen signos de trombosis venosa profunda (dolor pantorrilla, edema, inflamación y calor)

Peticiones:

-Analítica completa. Dímero-D (en la gestación hay un aumento del mismo sin presencia de TEP).

-Rx tórax

-ECG (alteraciones inespecíficas del ST-T y taquicardia sinusal),gasometría (hipoxemia)

-Gammagrafía de ventilación-perfusión (es el test de screening más importante para descartar TEP y es seguro en gestantes),

-TAC elicoidal con contraste o RMN con gadolinio (seguras en gestación), angiografía pulmonar (es la prueba de elección y es seguro en gestación),

-Ecocardiografía (TEP clínicamente graves).

Manejo:

Si se sospecha el diagnostico de TEP, la gestante deberá ser valorada en Puerta de urgencias generales y seguimiento posterior por Hematología.

Tratamiento:

1.-Heparina bajo peso molecular (HBPM)

En las pacientes a quienes se va a inducir el parto en tratamiento con dosis terapéuticas de HBPM, el día antes de la inducción debe cambiarse a dosis profilácticas y mantenerse a dicho nivel durante el parto.

Las pacientes a quienes se va a realizar una cesárea electiva, deben pasar a dosis tromboprofiláctica de HBPM el día anterior. El día de la cesárea, se suspenderá el tratamiento. La dosis terapéutica debe reiniciarse a las 12-24 horas.

En las pacientes que inicien el trabajo de parto estando con dosis terapéuticas, la anestesia regional no debe realizarse hasta transcurridas, por lo menos, 24 horas tras la última dosis de HBPM. En aquellas que reciben dosis profilácticas, la inserción del catéter podrá realizarse 12 horas después de la última dosis profiláctica

2.-Filtros de vena cava inferior:Se pueden usar en gestantes si es necesario.

5. - CRISIS ASMÁTICA

Clínica: disnea y tos paroxistica

Peticiones: - Analítica sanguínea.

- Pulsioximetría materna.

- Gasometría arterial: la P02 en vena umbilical fetal comienza a bajar cuando la P02 materna está en 47 mmHg.

- Monitorización fetal.

Manejo:

1.O2 al 30% contínuo.

2.Hidratación:100 mL/h.

3.Salbutamol inhalado 1 mL/6-8h.

4.Metilprednisolona bolo 60mg seguido de 2 amp (20mg)/8h.

5. Si fiebre,administraremosantibióticos:AmoxicilinaClavulánico 1g/8h.

6. Si el cuadro aún no cede, añadiremos Budesonida 2 inhalaciones/12h.

7. Si el cuadro no cede,administraremos Eufilina iv 2.5-5mg/kg en 250 mL de Glucosado 5% en 30 min y

8.-Derivar a un servicio de Urgencias Generales

6.- DERMOPATÍAS

	HERPES GESTATIONIS	ERUPCIÓN POLIMORFA DEL EMBARAZO	PRURIGO DEL EMBARAZO	FOLICULITIS PRURIGINOSA DEL EMBARAZO
CLINICA	Pápulas edematosas y eritematosas que confluyen en placas de contorno policíclico. Sobre ellas vesículas y ampollas tensas de contenido transparente. Comienzo periumbilical con expansión centrífuga. No suele afectar al rostro ni mucosas. Se presenta durante 2º-3º trimestre.	Prurito intenso que no respeta descanso nocturno. Localización abdominal respetando zona periumbilical con extensión centrífuga limitada a tronco y raíz de extremidades. No rostro ni mucosas.	Lesiones papulosas y nodulares pruriginosas en superficie extensora de extremidades y a veces en abdomen, dorso de manos y pies.	Erupción pruriginosa, monomorfa, generalizada, papulosa y folicular Se presenta desde el 4º mes de embarazo.
PETICIONES	Hemograma y fórmula: eosinofilia frecuente. Descartar colestasis del embarazo ECO obs.	Hemograma y fórmula: eosinofilia sugiere herpes gestationis. Descartar colestasis del embarazo. ECO obs.	Hemograma y fórmula: eosinofilia sugiere herpes gestationis. Descartar colestasis del embarazo. ECO obs.	Hemograma y fórmula: eosinofilia sugiere herpes gestationis. Descartar colestasis del embarazo. ECO obs.
MANEJO	Hidrocortisona tópica 1% (2'5 % en sintomatología florida) 3 aplicaciones/día + Polaramine 2mg/12h v.o. Remitir a la paciente a consulta de alto riesgo (tendencia a la prematuridad y CIR	Hidrocortisona tópica 1% (2'5 % si prurito intenso) 3 aplicaciones/día + Polaramine 2mg/12h v.o. Seguir controles tocológicos habituales.	Hidrocortisona tópica 1% (2'5 % si prurito intenso) 3 aplicaciones/día + Polaramine 2mg/12h v.o. Seguir controles tocológicos habituales.	Hidrocortisona tópica 1% 3 aplicaciones/día o Peróxido de Benzoilo tópico 1-2 aplic/día. Seguir controles tocológicos habituales.

7.- INFECCIONES Y EMBARAZO

	CITOMEGALOVIRUS	VIRUS DE EPSTEIN-BARR	VARICELA	PARVOVIRUS B19
CLINICA	La mayoría asintomáticas. Síndrome mononucleósico con adenopatías, fiebre, hepatoesplenomegalia y faringoamigdalitis.	Mal estado general, fiebre, faringitis y adenopatías.	Fiebre, mal estado general y exantema en diferentes fases, Inicio cabeza y descendiendo a tronco y miembros.	Clínica inespecífica de cefalea, mialgias, fiebre y mal estado general. Artralgias y artritis simétricas en manos y rodillas. Erupción cutánea inespecífica.
PETICIONES	Peticiones: Hemograma: linfocitosis, anemia, trombopenia. Bioquímica: elevación de transaminasas. ECO obstétrica: ascitis fetal, microcefalia, hepatoesplenomegalia fetal.	Hemograma: linfocitosis con linfocitos atípicos	Diagnóstico clínico.	Diagnóstico clínico.
MANEJO	Derivar Unidad Materno Fetal para confirmación de diagnóstico y posible afectación fetal.	Reposo y analgesia.	Estudio serológico urgente. -Loción de Calamina -Polaramine 2mg/8h para aliviar el prurito. -Pomada de Bacitracina	Estudio serológico para confirmación.

	RUBEOLA	SARAMPION	GRIPE	TOXOPLASMA
CLÍNICA	Linfadenopatía suboccipital y postauricular, fiebre y malestar general. Tras 5-6 días exantema descendente de 3-4 días de duración.	Manchas de Koplik Cuadro catarral y exantema maculopapuloso retroauricular descendente.	Cuadro catarral acompañado de fiebre, cefalea, mialgias, artralgias.	El 90% son asintomáticas. Cuadro mononucleósico.
PETICIONES	Diagnóstico clínico.	Diagnóstico clínico	Hemograma: leucocitosis con linfocitosis. Diagnóstico clínico.	Diagnóstico clínico.
MANEJO	Derivar Unidad Materno Fetal para confirmación de diagnóstico y posible afectación fetal.	Derivar Unidad Materno Fetal para confirmación de diagnóstico y posible afectación fetal.	Reposo, analgésicos y antitérmicos.	Derivar Unidad Materno Fetal para confirmación de diagnóstico y posible afectación fetal.

VULVOVAGINITIS

Microorganismos causantes:

-Tricomona vaginalis: leucorrea abundante, maloliente, espumosa, amarillo verdosa.Aparición del típico cérvix en fresa.

-Candidiasis:leucorrea blanca,grumosa,prurito,escozor y dispareunia.

-Vaginosis bacteriana (Gardnerellavaginalis):flujoabundante,fétido,cremoso y grisáceo.

El diagnóstico es fundamentalmente clínico, realizando diagnóstico diferencial entre los tres tipos de vulvovaginitis. Como prueba complementaria puede realizarse un pH del flujo genital, siendo ácido (menor de 4,5) en el caso de la vulvovaginitis candidiásica,y alcalino en los otros dos casos.

Manejo

-Tricomoniasis: Metronidazol vaginal,500mg/12horas,5 días.Como alternativa clotrimazol 500mg vaginal en monodosis. ·

-Candidiasis: Existen varios fármacos disponibles, realizándose tratamiento tópico en la gestante: Clotrimazol vaginal, 500mg en monodosis,Fenticonazol 500mg monodosis,Ketoconazol óvulos 400mg monodosis.

-Vaginosis: Clindamicina crema vaginal 1/24h,7 noches o metronidazol vaginal 500mg/día,7días.

8.-DIABETES Y GESTACIÓN

	HIPERGLUCEMIA AISLADA	HIPOGLUCEMIA
CLINICA	glucemia > 200 mg/dL en sangre capilar en cualquier momento. polidipsia, polifagia y poliuria.	-Síntomas adrenérgicos: temblor, palidez, sudoración fría, hambre, taquicardia -Síntomas neurológicos por glucopenia: trastornos de la conducta, agresividad, confusión, focalidad neurológica, somnolencia, convulsiones, coma
PETICIONES	Glucemia capilar y cetonuria tiras reactivas.	- Glucemia capilar -Bioquímica:glucosa,urea,creatinina,iones - Hemograma con fórmula y coagulación.
MANEJO	Hiperglucemia > 300mg/dl + deshidratación sin situación. hiperosmolar. Administrar 500cc de suero salino 0,9% con 6-8 UI de insulina rápida a pasar en 2h. Después, ajustar tto.	- Paciente consciente:v.o.Líquidos azucarados con 20g de glucosa. - Paciente inconsciente o intolerancia oral: glucosa hipertónica i.v (20cc al 50% o 30cc al 33%). Si no es posible canalizar una via periférica, administrar 1mg de glucagón im o sc y después sueros glucosados al 10%.

	CETOACIDOSIS	COMA HIPEROSMOLAR
CLINICA	- Síntomas: poliuria, polidipsia, astenia, pérdida de peso, anorexia, nauseas, vómitos y dolor abdominal,calambres musculares... - Signos:deshidratación,hiperventilación (respiración de Kussmaul),taquicardia e hipotensión,disminución de conciencia hasta coma (10%).	Presenta hiperglucemia > 600mg/dl, hiperosmolaridad plasmática > 350 mOsm/kg,ausencia de cetosis.Más frecuente en DMNID. Presentación: Hiperglucemia progresiva,con poliuria y diuresis osmótica,produciéndose deshidratación y aumento de la osmolalidad sanguinea.No hay cetosis pero puede haber acidosis láctica
PETICIONES	- Glucemia,glucosuria y cetonuria con tiras reactivas. - Bioquimica con glucosa,urea,creatinina,amilasa,sodio,potasio,cloro. - Hemograma con fórmula y coagulación. - Gasometria arterial. - Orina con sedimento. - Rx de tórax PA y lateral. - ECG.	- Bioquimica con glucosa, urea, creatinina, sodio, potasio, osmolalidad, CPK. - Gasometria arterial (valorar pH y bicarbonato que están alterados en la acidosis láctica). - (Resto igual que en apartado anterior)
MANEJO	- Ingreso siempre. - Monitorización de constantes. - Dieta absoluta. - Controles periódicos de glucemia,glucosuria y cetonuria con tiras reactivas. Control de potasio y bicarbonato.- Hidratación: suero salino normal o isotónico (0,9%) hasta que la glucemia sea < 250mg/dl. Entonces iniciar tratamiento con sueros glucosados (5%) con insulina junto con sueros salinos para completar la hidratación. - Insulina:dosis bajas y continuas.0,1 UI/Kg/h al principio en bomba de infusión o en el suero. - Bicarbonato sódico si pH < 7,1 o pH < 7,2 + hipotensión o coma. - Potasio: 20mEq/h siempre que se haya comprobado diuresis, asociado a fluidoterapia e insulina.	- Ingreso siempre. - Monitorización de constantes:temperatura,TA,FC,FR. Dieta absoluta. - Hidratación: En general igual que en cetoacidosis diabética. Si sodio > 155 mEq suero salino hipotónico (0,45%).El sodio se repone con el suero salino. - Insulina:dosis bajas y continuas.6 UI/h inicialmente en bomba de infusión. - Bicarbonato sódico sólo si existe acidosis láctica con pH < 7,2. - Potasio: 20mEq/h siempre que se haya comprobado diuresis, asociado a fluidoterapia e insulina. - Heparina de bajo peso molecular 20-40 mg sc como profilaxis de trombosis.

SECCIÓN IIV
URGENCIAS INTRAPARTO

1.- DISTOCIA DE HOMBROS (DH)

La distocia de hombros es definida como el fallo en la salida del tronco fetal. Se produce a consecuencia de un diámetro biacrominal del feto excesivamente grande para atravesar los diámetros de la pelvis materna. Una vez se ha expulsado la cabeza fetal, el hombro anterior del feto se impacta en el pubis y el parto se detiene, siendo necesario realizar maniobras obstétricas adicionales para la extracción de los hombros fetales.

El obstetra debe estar entrenado para reconocerla inmediatamente y producer a su resolución ya que se trata de una emergencia obstétrica.

Existen una serie de factores de riesgo asociados a DH ante los que habrá que estar alerta:

-Macrosomía fetal: peso mayor de 4500 g al nacimiento.

-Diabetes mellitus: se producen diferencias en las medidas antropométricas a expensas del aumento de los ratios pecho/cabeza y hombros/cabeza, incrementando el riesgo de DH independientemente del peso fetal.

-Parto vaginal instrumentado

-Antecedente de DH: La incidencia de DH recurrente es del 1-25%

-Alteraciones del parto: mayor incidencia en parto precipitado o prolongado.

-Embarazo postermino

- Multiparidad

-Obesidad y ganancia de peso elevada en el embarazo

La diabetes materna y la macrosomía fetal son los factores de riesgo más fuertes para DH y el riesgo más alto se da cuando ambos factores coinciden.

Manejo

Recomendaciones básicas:

-Evitar tracciones excesivas para no producir lesiones fetales.

-Evitar los pujos y la presión sobre el fundus uterino, antes de que los hombros roten o se liberen.

-Comprobar la episiotomía. Si era pequeña, ampliarla (sólo si se necesita recurrir a maniobras de manipulación interna).

-Limpiar la cara y la boca del feto, para evitar aspiraciones.

Maniobras para ayudar a la extracción fetal: existen diferentes maniobras para resolver una DH y no hay evidencia de que una sea más eficaz que otra. Se recomienda comenzar con la maniobra de Mc Roberts (ayudada por presión suprapúbica) por ser la maniobra eficaz más sencilla.

- ❖ Maniobra de Mc Roberts: Hiperflexionar las piernas de la madre produciendo abducción de las caderas, colocando lo muslos sobre el abdomen. Con esta maniobra se consigue desplazar al sacro y rectificar la curva lumbosacra. A veces esto es suficiente para permitir la extracción.

- ❖ Maniobra de Gaskin o posición en cuadrúpeda: Paciente sobre sus manos y rodillas y tirar hacia abajo del hombro posterior (en contacto con el sacro) o hacia arriba del hombro anterior.

- ❖ Maniobra de Woods rectificada: Rotación progresiva del hombro posterior (180°) mediante presión en su clavícula para así liberar el hombro anterior impactado sin girar la cabeza o cuello fetal.

- ❖ Si la maniobra anterior falla, se introduce una mano en la vagina, hacia el hombro posterior del feto, se sujeta el brazo, se flexiona y se desplaza hacia fuera sobre el tórax fetal hacia el periné. Esta maniobra puede provocar la rotura del húmero o la clavícula, pero es una lesión preferible a la del plexo braquial del brazo contralateral.

- Como última opción, fracturar intencionadamente una de las clavículas del feto para disminuir el diámetro. Tambien puede realizarse una cleidotomía con tijera o sinfisiotomía.

➢ Maniobra de Zavanelli: Cesárea después de reintroducir la cabeza en el útero. Casi nunca es necesaria. No es fácil ni exenta de complicaciones.

2.- VUELTA DE CORDÓN

Se produce al enrollarse el cordón alrededor de porciones fetales, más frecuentemente, en el cuello. Es causa poco frecuente de muerte fetal. Suele sospecharse cuando se producen decelaraciones en la frecuencia fetal durante la contracción.

Manejo

Durante el parto, en el momento de la salidad de la cabeza fetal, debe pasarse un dedo por el cuello para verificar si existe alguna vuelta de cordón alrededor. Si existe vuelta de cordón, debe cogerse entre los dedos y si no está prieta intentar delizarla por la cabeza del feto, rechazando el cordón por detrás de la presentación.

Si la vuelta está demasiado apretada o tensa, se colocan o ligan dos pinzas de Kocher y se secciona o corta entre ellas, procurando que el niño salga lo más rápidamente posible.

3.- PROLAPSO DE CORDÓN

Es la presencia del cordón umbilical delante de la parte fetal presentada, con la bolsa de las aguas rota. Es una situación de extrema gravedad ya que se puede producir la muerte fetal por asfixia en poco minutos.

Debe sospecharse si se produce una bradicardia fetal mantenida inmediatamente después de la amniorrexis o registro saltatorio.

Manejo

- Colocar inmediatamente a la paciente en posición de Trendelenburg.

- Tacto vaginal para comprobar frecuencia cardíaca fetal mediante confirmación de latido del cordón umbilical y para descomprimir el cordón, empujando la presentación hacia arriba.

- Perfusión IV de β-miméticos a dosis altas. No se deben retirar hasta la extracción fetal.

- Sin retirar la mano de vagina, pasar a la paciente urgentemente a quirófano para realizar una cesárea. Debe realizarse profilaxis antibiótica durante la cesárea, por el mayor riesgo de infección.

4.- PARTO VAGINAL CON PRESENTACIÓN PODÁLICA

Se define presentación podálica cuando la parte del feto que se encaja o intenta encajarse en la pelvis materna es la parte pelviana o polo caudal.

La morbimortalidad perinatal es tres veces superior que en los partos en presentación cefálica. El prolapso de cordón es mucho más frecuente en estas prestaciones (4 %), de manera especial en las nalgas y pies.

Clasificación

> Nalgas completas o nalgas impuras.

Se sitúan en la pelvis materna las nalgas y ambos pies. El feto tiene los muslos muy flexionados sobre la pelvis y las piernas muy flexionadas sobre los muslos.

> Nalgas incompletas, variedad nalgas o nalgas puras.

Se presentan las nalgas exclusivamente. Los miembros inferiores del feto están flexionados por la articulación coxo femoral y extendidos a lo largo del abdomen.

> Nalgas incompletas, variedad pie, variedad rodilla.

>

Con mayor frecuencia, la cintura escapular y el polo cefálico del feto precisan de la intervención obstétrica, que se denomina ayuda manual.

Ayuda manual

Cuando las nalgas sobresalen en la vulva debe practicarse una episiotomía amplia, para facilitar la salida de la cabeza, ya que es el mayor de los diámetros que presenta el feto. La salida de las nalgas debe ser espontánea sin traccionar. Cuando aparece el ombligo se debe realizar una ligera tracción del cordón umbilical formando una asa de cordón para evitar que se prolapse con el torax.

El momento crítico es la salida de hombros y cabeza, ya que como se dijo anteriormente presenta el mayor diámetro fetal. Si es un feto pequeño y se prevee extracción no dificultosa se puede optar por la maniobra de Bracht. Sin embargo, si es un feto grande se optará por la maniobra de Rojas para los hombros y la maniobra de Mauriceau para la cabeza.

- ❖ Maniobra de Bracht.

Esta maniobra pretende exagerar la lordosis fisiológica fetal para facilitar su salida. Consite en coger con ambas manos el tronco y muslos fetales, los pulgares deben comprimir los muslos contra el abdomen y el resto de dedos deben apoyarse en la región lumbosacra. Sebe levantarse el feto con suavidad sin tirar. A la vez, otra persona hace una presión suave y constante sobre la cabeza fetal desde el fondo uterino y hacia el pubis. La maniobra se realiza hasta que las nalgas fetales se coloquen encima del hipogastrio de la madre y se produzca el desprendimiento de la cabeza.

- ❖ Maniobra de Rojas.

Cuando aparece el borde escapular por la vulva se coge el feto por los muslos con las dos manos, colocando los pulgares en el sacro. Debe rotarse el tronco 180° hacia un lado y luego a la inversa. De esta forma se moviliza el brazo posterior y desciende el hombro. Para facilitar el desprendimiento del hombro (que ahora se ha convertido en anterior) se debe rotar y traccionar simultáneamente. Se vuelve a realizar la maniobra para el desprendimiento del segundo hombro.

❖ Maniobra de Mauriceau.

Se introduce el brazo por la cara abdominal fetal, de forma que el niño cabalque

sobre el antebrazo. La mano se introduce en dirección a la cara fetal buscando la

boca donde se introducen dos dedos. Con la otra mano se colocan los dedos

índice y medio abiertos sobre los hombros del feto, traccionando la cabeza hacia

el pecho. La cabeza debe llevarse hacia abajo hasta que se visualice el occipital

por debajo del pubis.

La otra mano, la externa, avanza por la espalda fetal hasta colocar los dedos,

índice y medio, abiertos en forma de tenedor sobre los hombros del feto. La

mano interna trata de aumentar la flexión de la cabeza fetal, traccionando de la

cabeza hacia el pecho. La cabeza es entonces llevada hacia abajo hasta que

sea visible el occipital por debajo del pubis.

Aplicación del fórceps en cabeza última encajada

Se debe coger al feto por los pies para introducir las ramas del fórceps. La colocación es semejante a cuando la presentación es cefálica. Una vez comprobada que la prensa es correcta, se tracciona primero hacia abajo siguiendo el eje de la pelvis y una vez que el occipital ha rebasado la cara inferior del pubis, se tracciona hacia arriba.

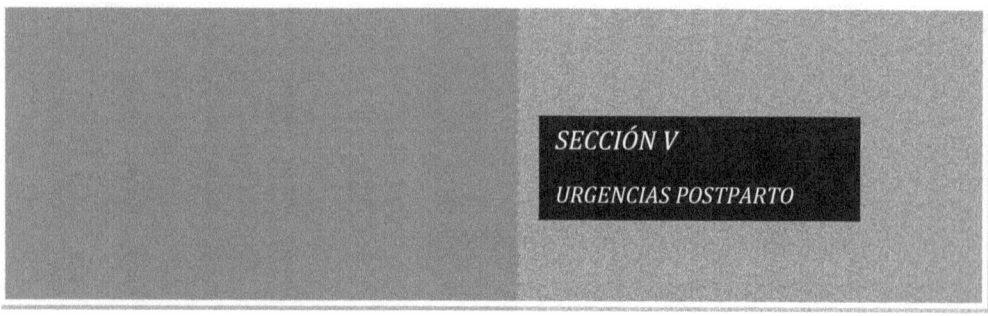

SECCIÓN V
URGENCIAS POSTPARTO

1.- HEMORRAGIA POSTPARTO INMEDIATO

Se define como la pérdida de más de 500 ml de sangre en el alumbramiento o las 24 horas siguientes al parto (1.000 ml en caso de cesárea), caída del hematocrito 10% ó requiere transfusión" o "Hemorragia que amenaza con producir inestabilidad hemodinámica"

Las principales causas son:

- Atonía uterina
- Desgarros del canal del parto
- Retención de restos placentarios

- Alteraciones de la coagulación
- Rotura uterina
- Inversión uterina

Según la pérdida hemática, la clínica será la siguiente:

- ✓ 500-1.000 ml pocos síntomas (palpitaciones, taquicardia, mareo), se mantiene TA.

- ✓ 1.000-1.500 ml: debilidad, sudor taquicardia. TA sistólica: 80-100 mm Hg.
- ✓ 1.500-2.000 ml: agitación, palidez, oliguria. TA sistólica: 70-80 mm Hg.
- ✓ 2.000-3.000 ml: hipotensión (TA sistólica 50-70 mm Hg), colapso cardiovascular, dificultad respiratoria, anuria y shock

Prevención

- Alumbramiento dirigido: Oxitocina 10 UI vía IM o 5 UI vía IV. después de la salida del hombro anterior fetal seguidas de 10-20 UI en 500 cc de sueroterapia lenta.
- Ligar cordón precozmente: acorta tiempo de alumbramiento.
- Masaje y tracción cordón.

Manejo (Protoco HCUVA)

Es de vital importancia identificar el origen del sangrado. Para ello actuaremos siguiendo el siguiente orden:

A. Comprobar el grado de contracción uterina.
B. Si el útero está bien contraído, revisar de nuevo el canal del parto.
C. Si no hay lesiones, revisar de nuevo la placenta y las membranas:
   - Si la hemorragia se produce una vez finalizado el parto, comprobar en la hoja de descripción del parto, que se han revisado la placenta y las membranas y estaban íntegras.
   - Si hay dudas, realizar una exploración manual del útero.
D. La exploración manual permite diagnosticar también la rotura uterina y la inversión.
E. Solicitar una analítica completa con pruebas de coagulación. Si la pérdida es importante realizar pruebas cruzadas y solicitar sangre en reserva.

Si la causa es una atonía uterina:

- Tratamiento farmacológico

1º Syntocinón®

Dosis de carga (regla de los "3s") + infusión rápida: 10 – 40 UI en perfusión rápida iv, en 500 ml SSF a 125 ml/h (10 UI/h)

2º Methergín® 0,1 mg -0,2 mg im / 15 min, máximo 3 dosis.

Si iv en bolo lento, 3-4 min, igual de efectivo pero más efectos secundarios

Contraindicado en HTA, cardiopatía, hepatopatía, infecciones sistémicas.

3º Prostaglandinas (E1 y F2alfa)

a) Cytotec® 1000 mcgr vía rectal, 5 comprimidos, ó 600 oral-sublingual 3 comprimidos

b) Hemabate® 250 mcrg im /15 minutos. Hasta 6—8 dosis. Hasta 2 dosis pueden ser intramiometrial (no autorizado en ficha técnica)

Simultáneamente MASAJE UTERINO cada 10-15 minutos las primeras 2 horas

- Taponamiento uterino

Descartar restos placentarios-rotura uterina

-Balón de Backri , 300-500 ml SS

-Sonda de Foley

-Tetra

Si cede la hemorragia, se puede retirar en 8h-24h (- 100 ml/h)

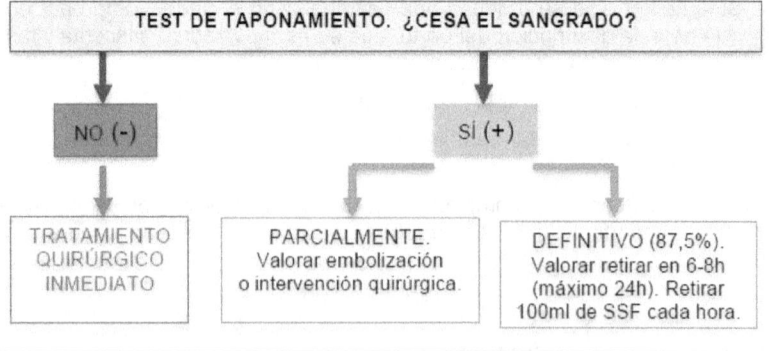

- Técnicas quirúrgicas
    A. Embolización arterial selectiva (nivel de evidencia III, grado de recomendación B)
    B. Ligaduras vasculares
        B.1 Ligadura bilateral de aa uterinas
        B.2 Ligadura aa hipogástricas
    C. Suturas de compresión
        B-Lynch: con histerotomía.
        Hayman: sin histerotomía.
    D. Histerectomía
        Técnica radical, no 1ª elección. Total ó subtotal (más rápida y fácil)
    E. Taponamiento pélvico-packing
        Tras histerectomía, en sangrados masivos y coagulopatía de consumo, se deja taponamiento que se retirará a las 24 h del cese de la coagulopatía tras remontar la analítica

Si la causa es por trauma:

-Reparar desgarro

-Corregir inversión uterina

Si la causa es retención de tejidos:

　　A) Restos placentarios: revisión manual − legrado+ uterotónicos
　　B) Placenta ácreta parcial: legrado+uterotónicos
　　　Placenta ácreta total-íncreta-pércreta: histerectomía

Si la causa es una alteración de la coagulación:

1.- Debe reponerse rápido con hemoderivados si hay sospecha de coagulopatía.

2.- FIBRINÓGENO:

- Es el factor que mejor correlaciona con la gravedad de la HPP: valores < 2gr/l VPP 100%. La formación de cóagulo a partir de 0,75 gr/l y aumenta hasta 3 gr/l
- Su reposición disminuye requerimientos de CH/PFC/CP
- Administración precoz 4 gr disminuye la hemorragia y necesidad de hemoderivados y compensan la cifra baja de plaquetas
- Transfusión CH / PFC proporción de 2/3 a 1/1
- Transfusión precoz de plaquetas (mantener >75.000)
- Factor VII recombinante activado, Novoseven® , (rFVIIa): en casos severos y refractarios, con todo hecho y ya transfundida, antes de la histerectomía obstétrica o en la espera de la embolización a dosis 90 μg /kg en bolo 3-5 minutos. Reevaluar a los 20 minutos y nueva dosis.
- Complicaciones tromboembólicas: HBPM a las 12h-24h de cesar la hemorragia
- Acido tranexámico, Amchafibrin ® 1 gr iv 1-4 minutos y repetir a los 30 minutos: tanto en cesárea como parto vaginal.

  Guías de la OMS: Evidencia baja – grado de recomendación débil pero se puede administrar si uterotónicos 1°2°3° línea fallan y/o hemorragia 2° a trauma obstétrico.

Esquema de actuación ante la hemorragia posparto precoz [4]				
Paso 1: **Manejo inicial**				
Medidas básicas:	**Buscar etiología:**			
Solicitar ayuda; valorar sangrado; medir tensión arterial, pulso, SaO₂; oxigenoterapia; sonda urinaria; valorar historia clínica; hemograma, coagulación, grupo de sangre, pruebas cruzadas; vía venosa de buen calibre; reponer fluidos, sangre y factores coagulación; registrar fluidos y fármacos.	1º- Extracción placenta (si procede) 2º- Reposición uterina (si procede) 3º- Masaje uterino 4º- Revisión sistemática de cavidad y del canal blando			
Paso 2: **Tratamiento etiológico**				
Tono:	**Tejido:**	**Trauma:**		**Trombina:**
- Masaje - Compresión - Fármacos (tabla 3)	- Retirada manual - Legrado	- Corregir inversión - Reparar desgarro y/o rotura		- Tratamiento específico
Paso 3: **Tratamiento de la HPP refractaria**				
• Taponamiento uterino. • Embolización arterial selectiva. • Ligaduras vasculares: arterias uterinas, ligaduras progresivas, arterias hipogástricas. • Plicatura / Capitonaje. • Histerectomía hemostática. • Taponamiento pélvico. • Factor VII recombinante.				

2.- FIEBRE PUERPERAL

Se define fiebre puerperal cuando existe una temperatura termometrada superior a 38 ºC, en dos ocasiones separadas al menos seis horas, desde las 24 h del parto hasta seis semanas postparto. En las primeras 24 horas la temperatura ha de ser superior a 38.5 º C para considerarla clínicamente significativa.

Las principales causas de fiebre puerperal son:

1. Endometritis puerperal

2. Infección herida quirúrgica (incluye celulitis, infección episiotomía)

3. Mastitis puerperal

4. Pielonefritis aguda (ver protocolo específico)

5. Otras infecciones sistémicas

6. Tromboflebitis pélvica séptica (se considera diagnóstico de exclusión. A considerar únicamente en los casos de persistencia del cuadro febril después de haber descartado otras causas de fiebre puerperal).

- Anamnesis: Identificar factores de riesgo intrínsecos maternos (antecedentes patológicos) así como factores de riesgo relacionados con el parto como fiebre intraparto, vía del parto, verificar si profilaxis antibiótica si cesárea, tipo de alumbramiento, membranas intactas o rasgadas.
- Exploración física por sistemas: es importante descartar cualquier foco infeccioso que justifique el cuadro febril (signos meníngeos, adenopatías, exploración ORL, auscultación pulmonar, exploración abdominal, signos de tromboflebitis...etc).
- Exploración ginecológica completa (valoración leucorrea, movilización cervical, descartar masas anexiales...etc).
- Ecografía transvaginal
- Pruebas complementarias:
- Analítica general que incluye hemograma, PCR y pruebas de coagulación.
- Urocultivo (obtenido mediante micción espontánea o sondaje vesical).

- Dos hemocultivos (espaciados 30 minutos y de dos venas distintas).
- Cultivo endometrial obtenido mediante aspirado endometrial
- Valorar la realización de pruebas de imagen ante sospecha clínica de origen del foco (ej radiografía tórax…)

ORIGEN	DE ELECCIÓN	ALERGIA
SIN FOCALIDAD	Ambulatorio:Amoxicilina-clavulánico 875mg/8h vo 5-7d	-Si lactancia materna: Clindamicina 300mg/8h vo + Gentamicina 240mg/24h ev* • -Si lactancia artificial: Clindamicina 300mg/8h vo + Ciprofloxacino 500mg/12h vo 5-7d
ENDOMETRITIS	Hospitalario: Amoxicilina-clavulánico 1g/6h ev Ceftriaxona 1g/12-24h + Metronidazol 500mg/12h ev +/- Doxiciclina 100 mg/12 h	Clindamicina 600mg/8h ev + Gentamicina 240mg/24h ev Clindamicina 600mg/8h ev + Gentamicina 240mg/24h ev * +/- Doxiciclina 100 mg/12 h**
HERIDA QUIRÚRGICA	Ambulatorio Amoxicilina-clavulánico 875mg/8h vo 5-7d	-Si lactancia materna: Clindamicina 300mg/8h vo + Gentamicina 240mg/24h ev* -Si lactancia artificial: Clindamicina 300mg/8h vo + Ciprofloxacino 500mg/12h vo 5-7d
MASTITIS	Hospitalario Amoxicilina-clavulánico 1g/6h ev Ambulatorio Amoxicilina-clavulánico 875mg/8h vo 5-7d Hospitalario Amoxicilina-clavulánico 1g/6h ev	Clindamicina 600mg/8h ev + Gentamicina 240mg/24h ev* Clindamicina 300mg/8h vo 5-7d Clindamicina 600mg/8h ev

www.ingramcontent.com/pod-product-compliance
Lightning Source LLC
Chambersburg PA
CBHW060412190526
45169CB00002B/866